AF590218

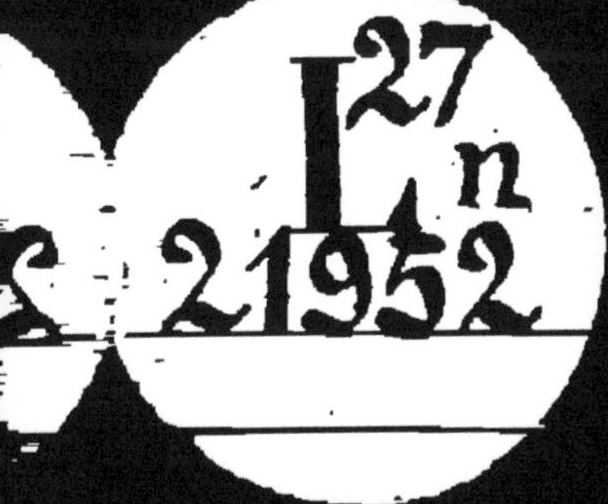
L^27 n
21952

FUNÉRAILLES

DE

M. JEAN DEVAL,

Docteur en Médecine à Riom,

Médecin des Hospices et des Prisons, Membre correspondant de l'Académie Impériale de Médecine, Membre de plusieurs Sociétés savantes, Officier de la Légion-d'Honneur, etc.

DISCOURS

PRONONCÉS PAR

MM. TALLON ET AGUILHON,

Docteurs en Médecine à Riom,

ET PAR

M. GRELLICHE,

Président de Chambre à la Cour Impériale et Président de la Commission Administrative des Hospices de Riom.

RIOM.
A. JOUVET, IMPRIMEUR-ÉDITEUR.
15 Janvier 1857.

FUNÉRAILLES

de

M. DEVAL,

MÉDECIN EN CHEF DES HOSPICES DE RIOM,

Officier de la Légion-d'Honneur.

DISCOURS

Prononcés par

MM. TALLON, AGUILHON ET GRELLICHE.

OBSÈQUES DE M. DEVAL.

Le chef d'une des familles les plus honorables et les plus aimées de notre ville, M. Jean DEVAL, Médecin des Hospices et Prisons, ancien membre de l'Académie des Sciences de Clermont, membre correspondant de l'Académie de Médecine de Paris, Officier de l'Ordre de la Légion-d'Honneur, M. Deval est mort.

Mais tous ces titres d'honneur tant prisés, conquis par une vaste science, ne furent pour rien dans les craintes qui assaillirent chacun à la nouvelle de la crise qui devait l'emporter, et dans les regrets univresels qu'excita sa mort imprévue.

Aujourd'hui que, comme autrefois, les hommes d'esprit et de cœur se comptent en petit nombre, il est juste de jeter à tous les échos le nom d'un de ceux de cette sainte phalange qui sont morts au champ d'honneur.

C'est que, dans ses rapports avec tous, M. Deval avait dévoilé à chacun un coin de son grand caractère; c'est que, pour tous, il s'était montré bon et généreux par tempérament, serviable par plaisir, toujours aimable par excellence; c'est qu'enfin, pour ses malades et les malheureux, il avait été le reflet de la Providence sur cette terre.

C'est le mercredi, 14 janvier 1857, à huit heures du matin, que le docteur Deval s'est éteint après avoir fourni une noble carrière de 82 ans.

La triste nouvelle se répand de proche en proche dans la ville, avec rapidité, comme la nouvelle d'un grand désastre; elle trouve des cœurs peu préparés à une telle perte et les remplit de deuil.

Ce n'est point ici une exagération : ceci a paru manifeste à la cérémonie funèbre qui s'est faite dans l'église de Notre-Dame-du-Marthuret. On voyait en effet, se porter dans le saint lieu des personnes de tout âge, de tout sexe, de toutes conditions, et s'y presser, s'y confondre au point d'en rendre l'accès difficile aux nombreux invités, aux sœurs de charité, aux vétérans, aux orphelins et aux soldats envoyés pour rendre au dignitaire de la Légion-d'Honneur les devoirs militaires accoutumés.

La grande messe dite, le cortège s'est mis en marche, au milieu d'une double haie de soldats, aux roulements tristes et lugubres du tambour, pour le champ du repos. Là, sur la dépouille mortelle, auprès du caveau mortuaire où il dormira désormais d'un long sommeil, devant les membres de cette famille désolée, devant des cœurs attendris, MM. Tallon, Aguilhon et Grelliche ont, tour à tour, prononcé un panégyrique émouvant ; que dis-je, un panégyrique, non, c'est un jugement toujours juste et sans appel, car c'est un jugement porté sur un homme qui n'appartient plus à la terre.

Ces discours que nous avons pu nous procurer, nous les faisons passer sous les yeux de nos lecteurs, suivant l'ordre dans lequel ils ont été prononcés.

(*Courrier de la Limagne*). U. J.

DISCOURS DE M. TALLON,

Docteur en médecine.

Messieurs,

En face de cette famille éplorée dont la douleur est partagée par la cité tout entière, chacun de nous doit dire que ce n'est point une perte ordinaire, mais un véritable malheur public qui nous réunit autour de cette tombe. En effet, Messieurs, la mort vient de nous enlever presque subitement un de ces hommes d'élite, noble par le caractère, noble par une existence dignement parcourue, honorablement remplie Je n'ai point la prétention de vous retracer en ce moment la vie de notre vénérable confrère, les sentiments pénibles qui m'oppressent ne me permettent point un pareil récit; j'essaierai cependant de vous dire quelques paroles sur l'homme éminent que nous venons de perdre.

Jean Deval est né en mars 1775. Après de bonnes études, il fut obligé, en 1798, d'entrer sous les drapeaux dans un régiment de dragons où il resta peu de temps. En 1800, il partit pour aller étudier, à Paris, la médecine, sa véritable vocation, et s'y fit remarquer bientôt par une rare aptitude. Admis à l'internat, il devint l'élève privilégié de l'illustre Boyer. Attaché au service du savant chirurgien, il en rédigea soigneusement les leçons, et ce travail fut tellement apprécié par le maître que celui-ci en tira profit pour la composition de son immortel ouvrage. Riche d'une instruction solide et puisée aux meilleures sources, M. Deval vint en 1806 s'établir dans notre ville, où sa réputation l'avait précédé et lui avait conquis, quoiqu'absent, sa nomination à la place de chirurgien en chef de nos établissements hospitaliers. Son premier soin fut d'ouvrir des cours publics et gratuits d'anatomie et de chirurgie, afin que chacun pût, en quelque sorte, juger l'homme à qui il allait donner sa confiance.

M. Deval ne tarda pas à se trouver en face d'une de ces épidémies meurtrières qui font souvent reculer les plus intrépides.

En 1814, nos hospices furent encombrés de prisonniers espagnols décimés par le typhus. Notre confrère, qu'animaient un zèle et un devouement sans bornes, suffit aux exigences d'une clientelle déjà très-étendue et à celles plus dangereuses que lui faisait sa position officielle.

Esclave de ses devoirs, il se voua sans réserves, aux soins, qu'on me passe l'expression, de son cher hôpital.

En 1843, il fut nommé chevalier de la Légion-d'honneur, et cette distinction méritée que ses concitoyens réclamaient depuis longtemps pour lui, vint récompenser en sa personne le médecin des épidémies, le médecin des hôpitaux et le savant médecin légiste. Onze ans plus tard ,et quoiqu'octogénaire, M. Deval avait montré tant d'activité, tant de zèle dans les services qui lui étaient confiés, que le gouvernement qui n'avait point payé sa dette entière, lui conféra les insignes d'officier de l'ordre, et cette dernière récompense publique à laquelle ne fut point étranger un digne appréciateur en fait de mérite, notre cher et illustre compatriote, S. E. M. le ministre de l'agriculture, vint couronner la carrière de ce noble vieillard.

Qu'il me soit permis, Messieurs, à moi son modeste collaborateur à l'hôpital, de vous dire combien était grand le savoir de notre confrère, combien son esprit élevé et toujours pratique possédait de ressources dans les cas les plus désespérés, et combien, chirurgien habile autant que médecin profond, il savait lutter contre les difficultés de l'art et le plus souvent en triompher. Mieux que moi, vous tous qui m'écoutez, vous pourriez parler de l'urbanité de ses manières, de la bienveillance de son langage, des délicatesses même de ses procédés. Il était généreux, désintéressé et ne montrait pas plus d'empressement au chevet du riche qu'auprès du grabat de l'indigent.

Quoique déjà fort âgé, M. Deval jouissait d'une santé si brillante que nous espérions le conserver longtemps encore. Il y a à peine quinze jours qu'il suffisait pleinement à ses nombreux devoirs ; il voulait, disait-il, mourir les armes à la main ; le ciel a exaucé ses vœux en lui épargnant les angoisses d'une longue agonie. Il s'est éteint presque subitement et sans douleur, bénissant ses deux filles chéries qui veillaient à ses côtés, et rendant doucement son âme à Dieu, après avoir reçu sans faiblesse comme sans ostentation les consolations de la religion. Heureux, autant qu'on peut l'être ici-bas, nous avons la douce espérance qu'il jouit, dans un monde meilleur, de la récompense qui attend tout homme de bien.

Adieu, M. Deval, votre souvenir vivra dans les cœurs de vos confrères et de vos concitoyens, adieu !

DISCOURS DE M. AGUILHON,

Docteur en médecine.

Messieurs,

Ces chants funèbres que vous venez d'entendre, les roulements sourds de ces instruments couverts de deuil, cette réunion d'hommes armés, cette population entière des hôpitaux et des autres asiles de charité, ce concours immense et triste de collègues, d'amis, de parents désolés, de citoyens de tous les rangs de la société, consacrent à cette heure suprême un vide irréparable pour notre cité. Nous conduisons, en effet, à sa dernière demeure la dépouille d'un homme que bien des générations ont connu, qui a soulagé bien des misères, qui, investi d'un savoir profond et d'une expérience éprouvée, a su conquérir une haute réputation; enfin, Messieurs, un homme qui a trouvé la récompense d'une vie bien remplie dans la reconnaissance générale, dans les dons de la fortune, dans les titres et les dignités qui ne sont accordés qu'à la vertu, à l'honneur et au mérite.

Le Docteur Jean Deval n'est plus !

Il était né le 15 mars 1775, à Pontaumur, d'une honorable famille bourgeoise ; il a fait ses études avec succès au Collége de Riom ; l'un de ses frères a brillé dans la Magistrature.

A l'âge de dix-huit ans, Deval fut compris dans la levée des trois cent mille hommes, et partit pour l'Italie. Il servit d'abord dans l'infanterie, puis il fut incorporé dans le 9e régiment de dragons. Après quelques années de service, il obtint un congé et se rendit à Paris où il se livra aux études médicales.

Élève de Boyer, camarade de Marjolin, il sentit naître en lui cette ardeur sacrée dont se trouvaient animés ces chirurgiens illustres. Bientôt les luttes du concours lui valurent la place d'élève interne des hôpitaux et lui ouvrirent un champ fertile pour un observateur aussi distingué que lui.

Reçu Docteur en Médecine, le 29 mars 1805, il vint fixer sa résidence à Riom. Il ne tarda pas à s'y faire remarquer par une aptitude particulière, par son tact, par son immense activité et par son dévouement à ses malades. Il fut placé, en 1806, à la tête de l'Hôpital : dès ce jour, la fortune l'a saisi par la main et ne l'a plus abandonné.

Par ses soins, une sorte d'école préparatoire fut créée à l'Hospice de Riom. Sa parole y guidait au lit des malades des jeunes gens peu fortunés mais laborieux; il les dirigeait dans les études anatomiques ; il leur faisait un cours d'opérations. Cet enseignement devint profitable à des hommes qui plus tard firent honneur au maître; et lui-même y forma le praticien.

La réputation de Deval grandissait rapidement Ce qui l'éleva encore dans l'opinion publique, ce fut la manière avec laquelle il accorda ses lumières et ses soins dans l'affection épidémique qui fit invasion en 1814. De nombreux convois de prisonniers furent dirigés sur Riom; des blessés y furent conduits à pleins charriots. On en emplit les hôpitaux, les granges et des maisons particulières. Le typhus se déclara; les victimes furent nombreuses; des religieuses succombèrent à leur zèle; et Deval, actif, intrépide, trouva l'occasion de faire ressortir son courage et de prodiguer son dévoûment.

Cette circonstance dessina pour Deval une position exceptionnelle. Dans la suite, il fut investi de tous les emplois et des titres. Une ordonnance du 28 mai 1817 le nomma inspecteur des eaux thermales de

Châtelguyon; il devint successivement médecin des épidémies, médecin de la Maison d'arrêt, des casernes, de la Maison départementale des aliénées, chirurgien de la Maison centrale. A ces divers titres, il écrivit des travaux importants : ainsi, en 1820, il a adressé au Ministre un rapport sur les eaux thermales qu'il inspectait. En 1826, il a fait et adressé à l'Académie de Médecine l'histoire d'une épidémie dyssentérique dont le village de Prompsat avait été frappé.

Pendant de longues années, il a conservé la confiance de la Cour Impériale et des Tribunaux.

Les académies l'ont compté parmi leurs membres. Le 5 juillet 1825, il a été nommé membre correspondant (section de Chirurgie) de l'Académie de Médecine de Paris. Il a fait également partie de l'Académie des Sciences de Clermont-Ferrand.

Nous l'avons vu concourir avec nous au service des pauvres du Bureau de Bienfaisance; nous l'avons vu siéger comme membre du Conseil de salubrité et d'hygiène publique et y apporter son contingent de lumières.

Dans ces derniers temps (décembre 1856), la Société d'hydrologie médicale de Paris lui a décerné, en termes élogieux, le titre de membre honoraire.

Enfin, Messieurs, les plus hautes distinctions sont venues atteindre le docteur Deval : une ordonnance du 19 avril 1843 lui a conféré le grade de Chevalier de la Légion-d'Honneur; un décret du 28 juin 1856, l'a promu au grade d'Officier du même ordre.

Toutes ces dignités, Messieurs, ont été accordées au talent et au mérite. Deval était laborieux et actif, vigilant et soigneux; il était doué d'une conception rapide, d'un jugement sain, d'une mémoire heureuse; observateur précis, il portait un diagnostic certain. Son pronostic, parfois trop alarmant, manquait rarement de justesse; médecin attentif, il excellait dans l'art d'appliquer la thérapeutique; il savait couper court et vite avec le danger. Comme chirurgien, nous l'avons vu posséder son art à un haut degré et le mettre en pratique avec une intelligente activité.

Le sentiment du devoir le dominait; l'amour de sa profession l'exaltait. Il brillait par l'exactitude et la ponctualité. Dans l'exercice, il comptait pour rien les mécomptes et les souffrances physiques. Il accordait indifféremment à toutes les classes de la société ses soins généreux.

Les instants que lui laissait la pratique, il les consacrait à l'étude. Toujours au courant de la science, il analysait ses lectures, groupait ses notes dans des cahiers spéciaux disposés avec méthode; il y joignait les principales observations de sa pratique. Que de matériaux précieux mériteraient d'être exhumés de ses cartons, colligés par un homme laborieux et livrés à la publicité !

Deval n'a rien imprimé; ces notes lui servaient dans ses rapports avec ses confrères. En consultation, il étalait avec bonheur son bagage scientifique; il esquissait avec habileté le tableau des symptômes; c'est particulièrement à l'endroit du traitement qu'il se montrait fécond en ressources. Combien il se complaisait à faire des citations, à reproduire des axiômes! Nous aimions à l'entendre : ses récits ajoutaient à notre instruction.

Homme du monde, de tact et de bonne compagnie, il n'oublia jamais une politesse; il ménagea les caractères, ne heurta pas les préjugés, respecta les convictions et les opinions. Se renfermant dans les limites de sa profession, il accepta sans crainte comme sans enthousiasme les changements de pouvoirs. De tout temps, il a répudié les fonctions publiques étrangères à la médecine. Il était habile à inspirer une confiance sans bornes. On peut dire de lui comme de Sylva :

> Il sut l'art de guérir autant que l'art de plaire.
> (*Voltaire.*)

Aussi fut-il recherché de toute la société, honoré

par tous, comblé de prévenances, d'estime, d'honneur, de gloire et de fortune.

Tel fut Deval, ce praticien distingué que notre reconnaissance voudrait pouvoir peindre d'une manière plus complète. S'il n'a pas été à l'abri de ces secousses qui affectent le cœur et que nous ne voulons pas rappeler, il a joui du bonheur de voir sa famille grandir et prospérer, et de recevoir d'elle des soins amis et dévoués. Jusqu'au dernier moment, il a su lui conserver cette chaleur d'âme et cette plénitude morale qui semble être l'apanage de la jeunesse. Il s'est éteint le 14 janvier 1857, entouré de ceux qui avaient appris à le vénérer.

Regrettons Deval, Messieurs, ne le pleurons pas; pour sa famille éplorée, ses obsèques sont une occasion de deuil, de regrets amers, de souvenirs déchirants. Pour nous, le convoi d'un homme d'élite est une solennité publique, qui rappelle les bienfaits, qui réveille la reconnaissance et l'admiration. Le ciel, toujours libéral, a anobli ses services en prolongeant une existence exempte d'infirmités; il l'en a récompensé en lui accordant une mort exempte d'agonie. Combien il doit être haut placé dans ce monde inconnu où ne sont acceptés que les hommes sages et vertueux, savants et bienfaisants comme lui!

DISCOURS DE M. GRELLICHE,

Président de Chambre à la Cour Impériale et Président de la commission administrative des Hospices de Riom.

Messieurs,

Il y a sept ans bientôt, je rendais, au nom des pauvres, un dernier hommage à celui, qu'avec moi, tous se plurent à appeler le Père des pauvres.

Le cœur doublement ulcéré, je viens, au même titre, avec un douloureux empressement, remplir le même devoir sur la tombe du docteur Deval.

Je ferai taire, autant qu'il sera en moi, la douleur profonde que m'inspire le perte cruelle de l'ami dévoué qui, depuis 41 ans, prodiguait à tous les membres de ma famille, avec son affection pour nous si précieuse, ses soins aussi empressés que constants. Le deuil si général qui m'entoure et qui couvre toute la cité de ses sombres voiles, ne permet pas l'expression de l'affliction particulière.

Quel homme, en effet, fut plus digne des regrets universels qu'a fait naître la perte si regrettable et si inattendue de celui qu'on connaissait sous la désignation familière du bon docteur. Nul ne fut meilleur dans sa famille et dans l'intimité; nul ne sut mieux que lui faire accorder les devoirs du monde avec l'exercice consciencieux de son état ; nul, bien certainement, ne fut un ami plus sincère et plus sûr; nul enfin ne fut citoyen plus dévoué. Ce fut, messieurs, l'affection pour son pays qui le porta, en 1806, à abandonner, pour revenir dans sa patrie, la position brillante que lui assurait, à Paris, l'affection des sommités de la science médicale.

Deux confrères du défunt viennent de vous faire entendre leurs accents douloureux, en même temps qu'ils ont rendu un éclatant hommage aux talents incontestés, à la rare sagacité de celui dont nul autre ne dépassa l'amour de l'étude, la passion de son état, feux sacrés qui ne se sont éteints qu'avec lui.

Tous redisent à l'envi son caractère toujours bienveillant. Chacun sait et répète son dévouement sans bornes à ses malades. La délicatesse de ses manières, la douceur de sa voix inspiraient la confiance; sa bonté compatissante rendait plus supportables les souffrances les plus vives ; sa parole inoculait l'espérance : elle consolait, elle encourageait lorsque la maladie triomphait des efforts de son vaste savoir, de la sagacité de son esprit, de cette activité si remarquable de conception et d'exécution qui ne l'abandonnèrent jamais.

Chacun le sait, proclame et regrette.

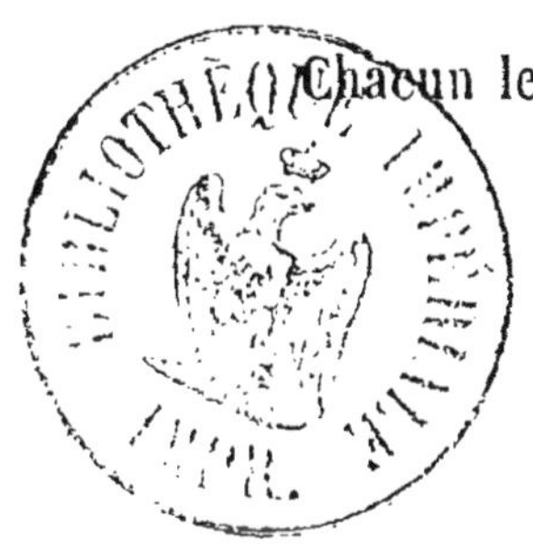

Mais, au milieu de cette douleur, il n'en est pas de plus vive, de plus sincère que celle des malheureux qui furent toujours l'objet de la sollicitude toute particulière du docteur Deval. Jamais le pauvre ne le trouva sourd à sa voix : les jours et les nuits il mettait à leur service sa vaste érudition et sa longue expérience, et, souvent, très-souvent, il laissait à son malade, qui déjà lui était cher, l'argent nécessaire pour exécuter son ordonnance et pourvoir aux autres nécessités.

Mais si bienveillant qu'il fût pour tous, M. Deval avait encore ses préférences; elles étaient réservées pour l'asile qu'il nous est donné d'administrer. C'est là que, depuis 51 ans, il prodiguait les trésors de sa bonté qui jamais ne s'épuisaient.

Les malades de l'hospice recevaient sa première visite; il la renouvelait fréquemment et toujours on était impatient de jouir de sa présence. Il fallait le voir au milieu de ceux qu'il appelait ses enfants; non-seulement il pansait leurs plaies avec cette délicatesse qui lui était propre, non-seulement il leur prodiguait des soins constants et affectueux, mais il les écoutait avec une bienveillance patiente, il prenait part à leur peines, il compatissait à leurs maux et, empruntant leur langage, il les consolait, ranimait leurs forces morales qui ont tant d'influence sur la constitution physique, et ramenait parfois le sourire sur des lèvres décolorées. Ah ! oui, messieurs, en voyant le docteur Deval au milieu des pauvres de l'hôpital, malades ou convalescents, chacun de vous se fût écrié : Voilà bien un père au milieu de ses enfants.

C'était, en effet, pour eux qu'étaient ses plus sérieuses préoccupations lorsqu'il était retenu par suite des indispositions inséparables de la vieillesse, qui ne lui avait rien enlevé de la bonté de son cœur, de la vivacité comme de la présence de son esprit.

De son cabinet, de son lit quelquefois, il suivait les maladies de ses pauvres, c'était à eux que, comme à l'ordinaire, il réservait naguères sa première sortie, que, dimanche encore, il croyait prochaine, comme il me le disait lui-même.

Aussi que de larmes amères ont coulé à l'hôpital lorsqu'y est parvenue la fatale nouvelle ; le deuil a été général, l'affliction unanime : chacun s'écriait qu'il avait perdu son sauveur, son père. Nos respectables sœurs de la charité craignaient de voir leur zèle, toujours si actif, s'éteindre sous leur accablante douleur ; enfin, messieurs, pourrez vous le croire, hier, la nourriture a été refusée par plusieurs, même parmi les malheureuses renfermées dans l'asile des aliénées.

Nous pouvons le dire, messieurs, les pauvres de

l'hospice pleurèrent un père en 1850, aujourd'hui ils pleurent un second père.

Oui, cher ami, c'est au nom de ces pauvres que je viens t'adresser un dernier adieu, mais ta mémoire vivra dans leurs cœurs reconnaissants comme elle sera éternelle dans les nôtres; leurs prières sincères monteront jusqu'au trône du Tout-Puissant, pour obtenir de sa bonté que tu reçoives, dans le sein de Dieu, la récompense d'une vie si bien remplie et que la divine justice réserve à ceux qui, comme toi, ont passé en faisant le bien.

Adieu! cher Deval, adieu, jusqu'au jour solennel où tous, devant le Souverain Juge, chacun avec ses œuvres, tu te présenteras entouré de cette foule de pauvres que tu as secourus et qui tresseront pour toi, avec les palmes de la charité chrétienne, la plus belle, la plus solide des couronnes.

Adieu, cher et regretté docteur!

Adieu, que la terre te soit légère!

Adieu!

Riom. — A. Jouvet, Imprimeur-Éditeur.

BIBLIOTHEQUE NATIONALE DE FRANCE
3 7502 00972457 8

www.ingramcontent.com/pod-product-compliance
Ingram Content Group UK Ltd.
Pitfield, Milton Keynes, MK11 3LW, UK
UKHW020407250726
13967UKWH00006B/2519

9 782012 954823